Dr. med. Ulrich Kübler

Das Geheimnis der Spurenelemente und Aminosäuren

Lektorat: Erik Kinting / www.buchlektorat.net
Umschlag & Satz: Erik Kinting
Verlag: tredition GmbH, Hamburg
Printed in Germany

Bibliografische Information der Deutschen Nationalbibliothek:
Die Deutsche Nationalbibliothek verzeichnet diese Publikation in der Deutschen Nationalbibliografie; detaillierte bibliografische Daten sind im Internet über http://dnb.d-nb.de abrufbar.

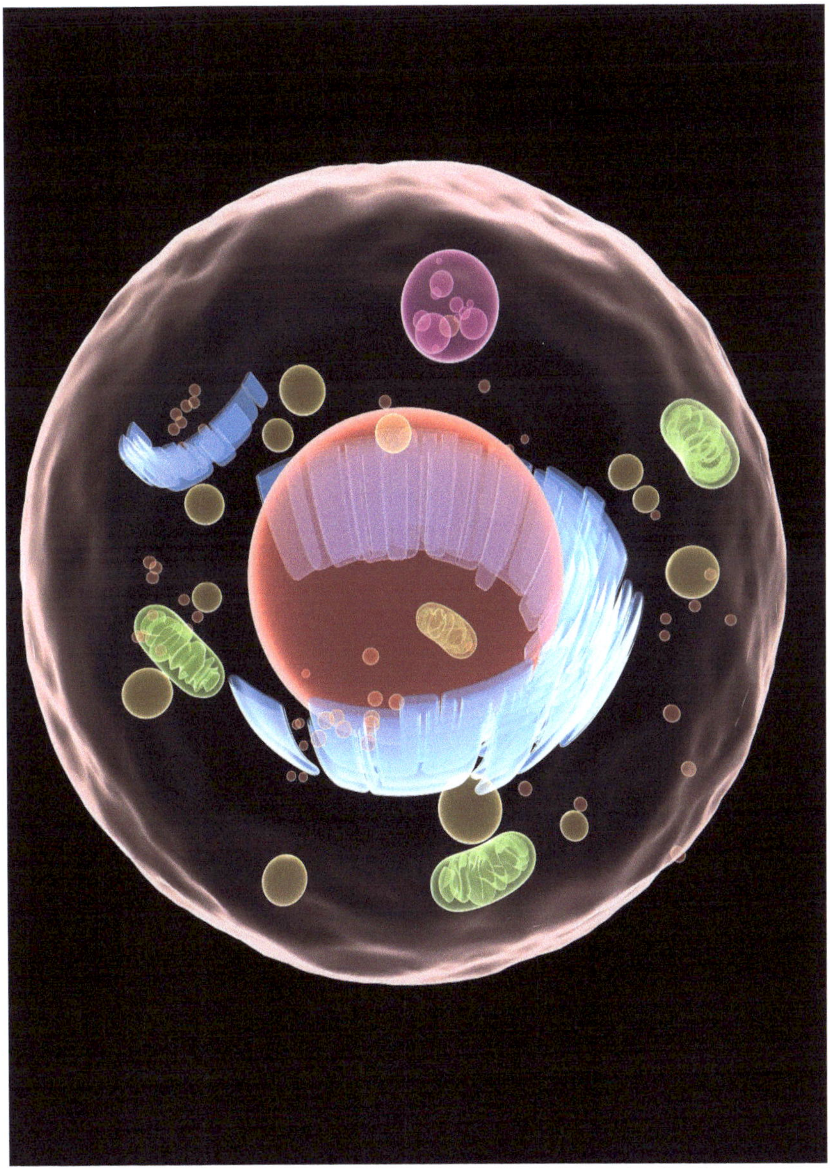

Zellstruktur

Inhaltverzeichnis

Vorwort

Als ich mich 1978 in München als Arzt niederließ, beauftragte ich externe Labore mit der Durchführung der Analysen des Blutes meiner Patienten. Nach kurzer Zeit und Kontrollanalysen stellte ich fest, dass die abgelieferten Werte dem Beschwerdebild des Patienten nicht immer zugeordnet werden konnten, oft nur Hausnummern waren. Einen wirklich präzisen Nachweis der meisten Aminosäuren und Spurenelemente konnten die gängigen Autoanalyzer nicht leisten. Diese Beobachtung stand an der Wiege unseres eigenen Labors, das wir gründeten, um Spurenelemente und Aminosäuren mit einem selbst entwickelten Verfahren messen zu können.

In der Zeit, als ich beschloss den Menschen durch genauere Diagnosen und personalisierte Therapien zu helfen, kamen mir der Zufall und mein Interesse für die Luftfahrt zu Hilfe. Ich las in einer Flugzeugzeitschrift, dass die Firma *Mobil Öl* in Hamburg beim Betanken der Flugzeuge vor den Transatlantikflügen eine Analyse der Inhaltsstoffe des Turbinenschmieröles durchführte. Ich erkundigte mich, was und womit analysiert wurde. Die getesteten Metalle teilte man mir nicht mit, aber die Analysegeräte: Es handelte sich um ein Atomemissionsgerät, also ein Gerät, in dem ein mehrere Tausend Grad heißes Plasma erzeugt wird. Die Temperatur entspricht der Oberfläche der Sonne, das Plasma ist magnetfeldstabilisiert.
Nach monatelangen Recherchen fand ich heraus, welches damals der weltweit beste Plasmabrenner war – konstruiert vom *Massachusetts Institute for Technology* (MIT). So gelangte ich an eine Technologie, die in der Militärluftfahrt die beste Ölanalytik erlaubte. Inzwischen war das Militär dazu übergegangen, das Turbinenöl von Jagdflugzeugen regelmäßig auf Metallabrieb zu kontrollieren, insbesondere dann, wenn die Maschinen im Tiefflug über Wüsten geflogen waren oder Vulkanasche inhaliert hatten. Die Siliciumatome der Asche führen dann zu einem Abrieb, z. B. an Titan. Mit dieser Technik ist man in der Lage, ein Metallatom in einer Tonne Öl zu fin-

den. Sie können sich vorstellen, wie genau wir die Metalle im menschlichen Blut messen konnten, nachdem wir uns dieses Gerät angeschafft und die Spektrallinien entsprechend für den menschlichen Einsatz optimiert hatten. Mittlerweile ist unsere Messung der Spurenelemente auf die neueste ICP-OES (inductively coupled plasma-optical emission spectrometry) Technik umgestellt, womit nochmals eine höhere Präzision erreicht wird.
Bei der Aminosäure-Analytik verwenden wir eine andere Methode und Technologie: Wir pressen das Serum durch ein molekulares Sieb. – Das klingt einfacher als es ist. Dieses Sieb musste zunächst konstruiert werden. Es besteht aus einer Metallsäule, welche mit einem Kationenaustauscher, basierend auf Polystyrol, gefüllt ist. Zusammen mit einem ausgefeilten System aus verschiedenen Flüssigkeiten und extrem hohem Druck von bis zu 100 bar werden die im Serum enthaltenen Aminosäuren voneinander getrennt. So tropft Aminosäure für Aminosäure aus der Trennsäule und wir können nach entsprechender Anfärbung die Menge exakt bestimmen. Dieser Vorgang ist sehr aufwendig und zeitraubend. Er dauert für die Bestimmung der essenziellen Aminosäuren des menschlichen Serums rund anderthalb Stunden. Innerhalb dieser Zeit kommt es auf sehr konstante Bedingungen sowohl des Druckes als auch der Temperatur an.

Nicht jeder Mensch nimmt ausreichende Nährstoffe auf. Zum Beispiel ist nicht jedes Verdauungssystem intakt: Oft ist der Darm mit Bakterien fehlbesiedelt, die einen Teil der Aminosäuren und Spurenelemente für sich rauben, oder die Bauchspeicheldrüse stellt zu wenig Eiweiß spaltende Enzyme bereit. Das kann eine Folge sein von: Stress, seelischer Belastung, toxischen Substanzen aus der Umwelt, einem Übermaß an Alkohol oder einer Erkrankung.
Nach einigen Analysen fiel mir ein Phänomen auf: Patienten, deren Kupfer/Eisen- und Kupfer/Zink-Quotienten verschoben waren und die einen niedrigen Methionin-Spiegel aufwiesen, litten entweder an einer Zelldifferenzierungsstörung, hatten bereits Krebs oder entwickelten eine Krebs-

erkrankung. War diese durch bildgebende Verfahren zu diesem Zeitpunkt noch nicht sichtbar, hatte sich das bei der Kontrollanalyse rund ein Jahr später geändert.

Was folgt daraus? Wer effiziente Gesundheitsvorsorge wünscht, sollte sich nicht nur auf das kleine Blutbild verlassen, sondern den Kupfer-/Eisen- und den Kupfer/Zink-Quotienten sowie die Aminosäure Methionin überprüfen. Damit lassen sich zum Beispiel die zu Krebs führenden Zelldifferenzierungsstörungen und Autoimmunitäten schon in heilbaren Vorstadien erkennen.
Diese Elemente haben bei der normalen Routineanalytik keinen Platz. Ihre genaue technische Bestimmung ist sehr aufwendig. Labore, die nicht regelmäßig auf diesem Gebiet analytisch tätig sind, können meist auch keine präzisen Werte abgeben, oft fehlt es schon an etablierten Normwerten. Ein großes Geheimnis ist auch die Probenvorbereitung. Das beginnt schon mit der richtigen Blutabnahme und setzt dann korrekten Serumversand voraus.

Kapitel 1

Wie alles begann …

Vor Jahrmilliarden, die Erde war gerade geboren und beheimatete noch kein Leben, kamen die Ursprünge des Lebens, transportiert von Meteoriten, aus den Tiefen des Weltraumes. Wahrscheinlich kam mit ihnen auch das Wasser. Bis heute ist der Ursprung dieser geheimnisvollen, das Leben erst erlaubenden Flüssigkeit nicht klar. Eine Hypothese besagt, dass es eingeschlossen in Meteoriten auf die Erde gelangte.

An den Küsten des Urmeeres tauchen Meteoriten aus dem Weltall zischend in das Wasser ein – mit einer Ladung von Molekülen, Aminosäuren und Spurenelementen. Sich im Meerwasser lösend verbinden sie sich mit Magnesium und Carbonsäuren. Im Schaum des Meeres bilden sie sphärische Netzwerke: Aminosäuren bilden Proteine.

Das Weltall enthält also Aminosäuren. Planeten werden schon mit Aminosäuren geboren. Kommen Spurenelemente dazu, wirken diese als Katalysatoren.

In einem Gasgemisch, das Wasser, Ammoniak, Methanol und Blausäure enthält, können sogar bei Temperaturen von nur wenigen Grad über dem absoluten Nullpunkt Aminosäuren entstehen, wenn gleichzeitig elektrische Entladungen hinzutreten. In Meteoriten wurden diese ebenso nachgewiesen wie Zuckermoleküle außerirdischen Ursprungs.
Zucker sind biologisch wichtige Stoffe. Sie dienen als Energiespeicher und als strukturelle Stütze anderer Moleküle. Auch Nukleinsäuren, die später Träger der Erbinformationen wurden, enthalten Zuckeranteile. Diese Ribosen und Desoxyribosen sind für die Entstehung sich selbst replizierender Moleküle in der Wiege des Lebens von eminenter Bedeutung gewesen. Bis

vor Kurzem wusste man allerdings nicht, wie die neu entstandenen Moleküle sich stabil gehalten haben.
In diesem Zusammenhang stieß man jetzt bei Experimenten der Grundlagenforschung auf die Boratome und die Salze der Borsäuren, die Borate. Zuckermoleküle können bei Anwesenheit von Salzen der Borsäure monatelang stabil bleiben. Ohne Borsäure zerfallen sie jedoch bereits nach einer Stunde wieder. Borate kommen häufig im vulkanischen Gestein vor, werden aber auch im interstellaren Nebel gefunden.
Das Leben ist das Geheimnis der Verteilung dieser Moleküle. Im Weltall gibt es einen Mechanismus zur asymmetrischen Verteilung dieser Bio-Moleküle. Zirkular polarisierte Strahlung kann zu gezielter Anreicherung dieser Moleküle führen. Aminosäuren können im Wasser schwimmen und sich mit den metallischen Spurenelementen verbinden und katalytisch betätigen. So entstanden die ersten vermehrungsfähigen Moleküle, die bereits eine erstaunliche Vielfalt von Informationen zu speichern vermochten. Entsprechend verbunden entstanden daraus die Vorläufer jener Moleküle, die das Einfangen von Lichtquanten als Basis der Energie des Lebens bis heute erlauben.
Später entstanden daraus die Mitochondrien, die bis heute die Energieaggregate unserer Zelle sind. Sie sind Träger der Atmungskette, in der Eisen, Kupfer, Zink und Aminosäuren eine unverzichtbare Rolle spielen. Mit Metallen vergesellschaftete Aminosäuren waren maßgeblich an der Entwicklung des Lebens auf der Erde beteiligt, ohne sie hätte es keine Evolution gegeben.
Mineralien sind also Lebensstifter, ebenso die Aminosäuren.

Bereits Jahrmillionen vor der Schöpfung des Menschen gab es ursprüngliche Zellen im Weltmeer. Die Sonne lieferte die Photonen für die molekularen Motoren. Sie lieferte den sphärischen Bioreaktoren Energie: Es entstand die lebende Zelle in Interaktion mit den morphischen Feldern, die im scheinbar unendlichen Nichts bipolare Moleküle in Sphären isolierten, deren

Membranen wie flüssige Kristalle über Ionenkanäle mit Magnetfeldern kommunizierten. Ionenkanäle sind Wahrnehmungsschalter. Sie sind die physikalische Basis des Gedächtnisses der Zelle.
Arbeiten später Zellen zusammen, z. B. Gliazellen und Neuronen oder Glionen und Neuronen, so kann das als *Konnektom* oder als *Gehirn* definiert werden, als physikalische Basis des Bewusstseins, als flüssiger Speicher energetischer, magnetischer und morphischer Felder. Diese Energiefelder durchziehen die Zelle und werden von Leben zu Leben weitergegeben, wenn sie dabei nicht gestört werden. Im menschlichen Konnektom, dem Gehirn, herrscht eine übersehene Dualität: Die Gliazellen sind der komplementäre Resonator und Stimulator der neuronalen Ionenkanäle. Die neuronalen und glialen Membranen sind flüssige, kristalline Halbleiter. Zwischen ihnen fließt eine Elektrolytlösung.

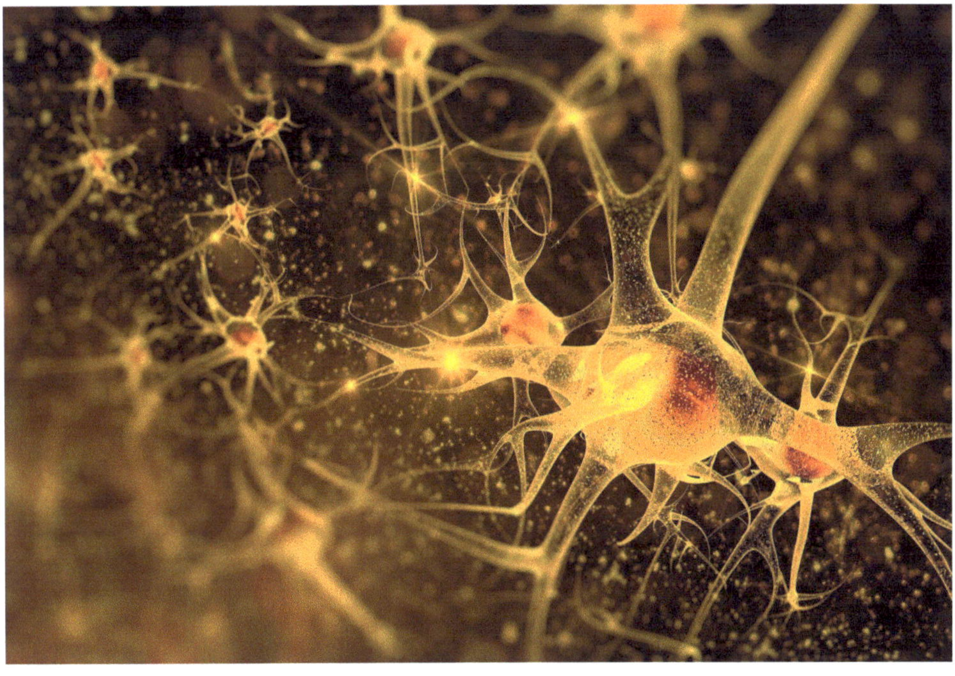

Gliazelle

Werden die Rezeptoren der Zellmembranen durch ein Signal stimuliert, öffnet sich ein Ionenkanal und Elektrolytlösung fließt in die Zelle. Es entsteht Bewusstsein und durch Speicherung Erinnerung. Moleküle haben ein Gedächtnis, sie ändern Form und Funktion und die Funktion ist Ergebnis der Form.[7]

Während der Evolution kam es sehr auf Biodiversität an, aber das Erreichte musste auch geschützt und verteidigt werden. Um dies zu erreichen, wurden aus Aminosäuren bestehende Schutzhüllen über den genetischen Code gestülpt, die Histon-Proteine. Diese enthalten Methylgruppen aus Methionin und Acetylgruppen aus Lysin.

Wird der genetische Code abgefragt, müssen die Nukleinsäuren, aus denen er besteht, wieder ausgepackt werden. Das übernehmen Methylasen und Acetylasen. Das Methyl- und das Acetylmuster der Proteinhüllen des genetischen Codes entscheiden darüber, welches Gen seine Information nutzen darf und welches nicht. Man nennt dies den *epigenetischen Code*. Das Muster dieser Methyl- und Acetylgruppen entscheidet auch darüber, wie lange die Zelle jung bleibt.

Schon bald wurden während der Evolution Enzyme entwickelt, um Methylgruppen auf den Eiweißschutzmantel der Gene zu übertragen.

Je intakter dieses Muster ist, desto älter können Sie ohne Leistungsabfall werden. Deswegen achten Sie darauf, dass Ihr Methioninspiegel nicht absinkt, denn die Methylgruppen aus Methionin sind das Penicillin des genetischen Codes.

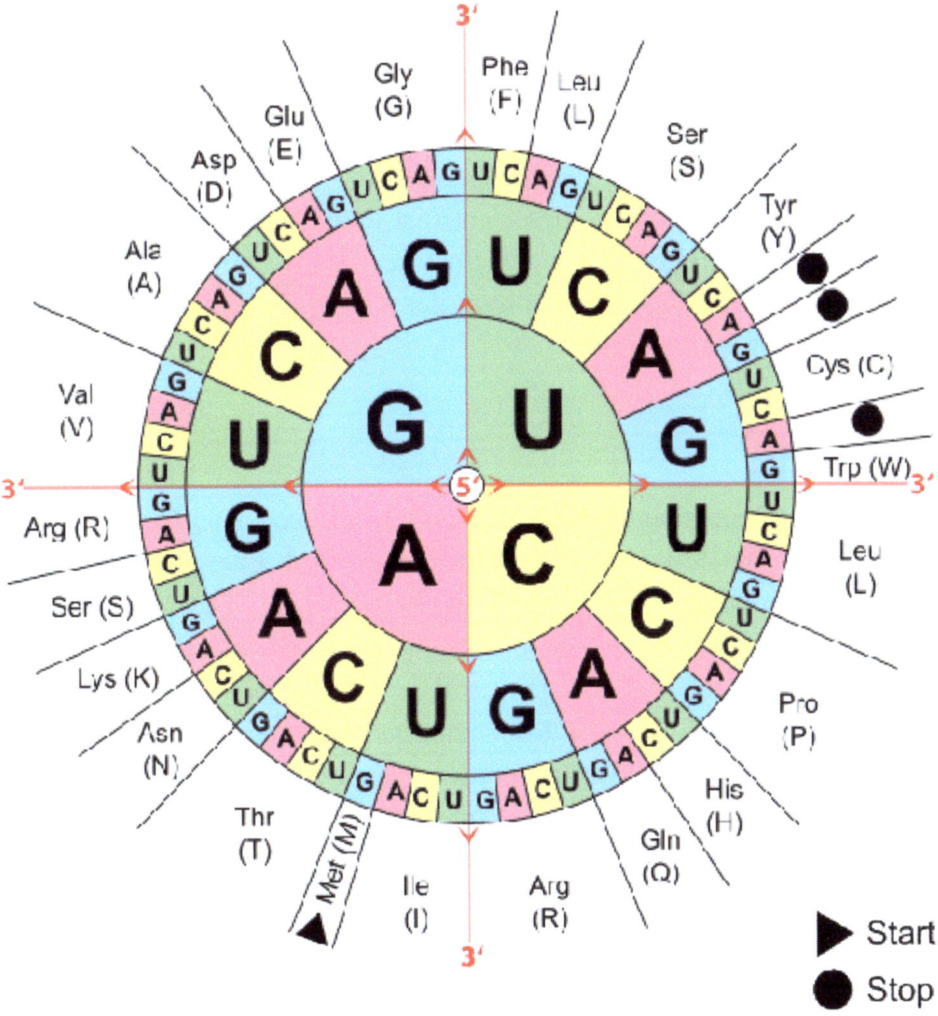

Genetischer Code

Sinkt der Methioninspiegel ab, bitte nicht einfach substituieren, sondern dem Problem mit der Sicherheits-PCR auf den Grund gehen.[4] Das Substituieren von Vitaminen, Spurenelementen und Aminosäuren ist nicht automatisch nur gesund. Im Übermaß können sie Ihnen schaden, z. B. können

Eisen-Ionen das Wachstum vorhandener Tumorzellen anregen. Zu hohe Dosen an Vitamin E und Selen können bei manchen Menschen mit entsprechender genetischer Disposition autoimmune Schübe auslösen. Auch Antioxidantien, wie Beta-Carotin, in zu hoher Dosis eingenommen, können mehr schaden als nützen. Verständlicherweise muss sich der Körper vor oxidativem Stress schützen, dieser entsteht durch elektronegative Teilchen im Stoffwechsel und diese können Enzyme killen, aber es muss sie auch geben, denn mit diesen Teilchen tötet der Körper Tumorzellen und eingedrungene Krankheitserreger.

Mitochondrien

Die Mitochondrien sind die Regulatoren des Protonen- und Elektronenflusses innerhalb der Zelle. Die Zellen besitzen je nach Energiebedarf wenige bis Tausende Mitochondrien als Energie-Aggregate. Die Mitochondrien besitzen sogar einen eigenen genetischen Apparat, der jedoch sehr sensibel gegenüber Sauerstoff-Radikalen ist, sodass die Mutationsrate in den Mitochondrien sehr hoch ist. Die Mitochondrien sind verantwortlich für den Fettsäureabbau und den Aminosäure-Stoffwechsel, sie können wie Brennstoffzellen Energie aus diesem schöpfen. Bei Überlastung der Mitochondrien kommt es zu Defekten der Energie regenerierenden Kopplung innerhalb der Atmungskette. Genetische Störungen des Aminosäure-Abbaues sind sehr selten, Defizite an essenziellen Aminosäuren jedoch häufiger als bisher angenommen.

Die kooperative Assoziation der Aminosäuren mit Metallen, die am Anfang der Besiedelung der Erde mit Biomolekülen stand, verstärkte sich bei der Entstehung des zellulären Lebens. Am Beispiel Kupfer, enthalten in den Mitochondrien der Atmungskette, sieht man das bis heute. Ohne Kupfer ist pflanzliches, tierisches und menschliches Leben nicht möglich. Kupfer kontrolliert die Verwertung des Sauerstoffes und den Elektronentransport in der Zelle.

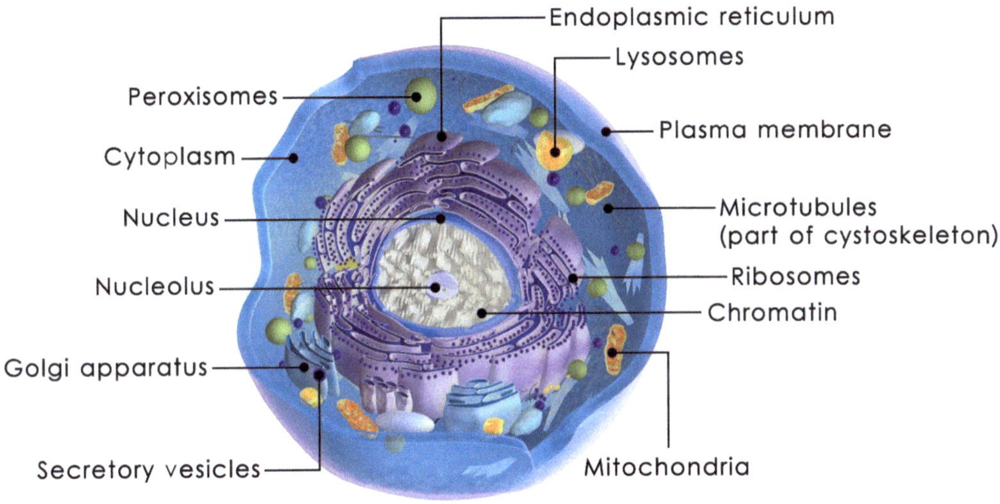

Zellstruktur

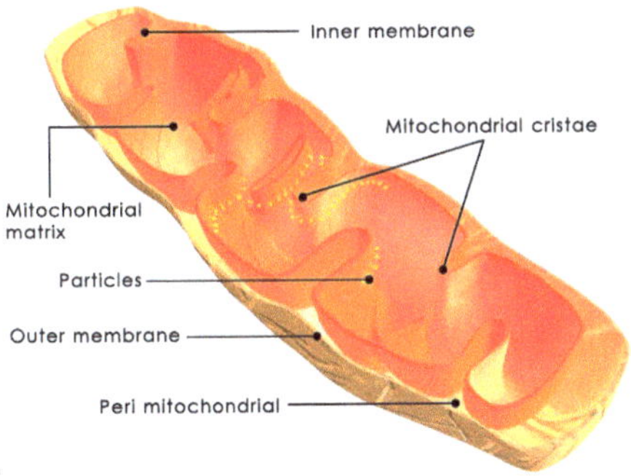

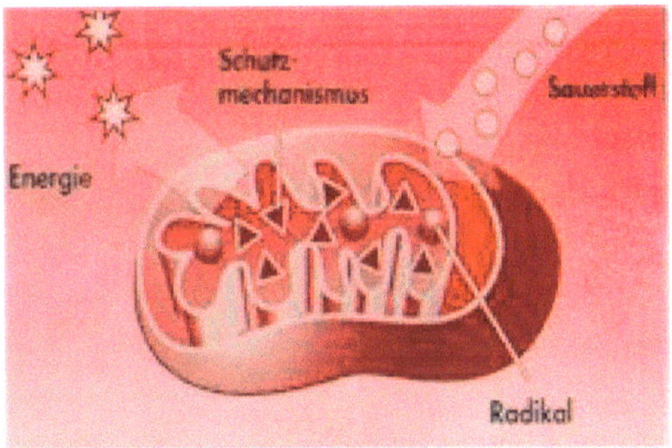

Mitochondria

Das Gleiche gilt für die Verbindung des Spurenelementes Zink mit der Aminosäure Lysin, man spricht von den *Zink-Finger-Proteinen*. Diese stabilisieren die genomischen Funktionen und regulieren sie. Insbesondere im Bereich der sogenannten *Promoterregion der Gene*, dort wo das Ablesen dieser beginnt und gesteuert wird.

Innerhalb der Schutzhüllen der Gene, die ebenfalls aus Eiweißen bestehen, den *Histonproteinen*, kann der Austausch einer einzigen Aminosäure über Gedeih und Verderb der Zelle entscheiden, über das Entstehen einer neurodegenerativen Erkrankung oder über das Entstehen einer Zellproliferation, die in einer Tumorerkrankung enden kann.

Kapitel 2

Was bedeuten Aminosäuren in unserem Leben?

Aminosäuren ermöglichen das Leben seit Jahrmillionen. Die Proteine des menschlichen Organismus bestehen aus 20 verschiedenen Aminosäuren. Die Aminosäuren können sowohl mit Säuren als auch mit Basen reagieren, weil sie in sich sowohl eine saure als auch eine basische Gruppe enthalten. Sie puffern sozusagen das Leben gegenüber den Basen und Säuren des Stoffwechsels.

Von den 20 Eiweiß bildenden Aminosäuren gelten 9 als *essenziell* (unentbehrlich), das sind jene, die der Stoffwechsel nicht selbst bilden kann, sondern die über die Nahrung aufgenommen werden müssen. Der menschliche Körper kann sie nicht selbst herstellen. Sie werden von anderen Organismen (Pflanzen oder Tieren) bereitgestellt.

essenziell (unentbehrlich)	**semiessenziell**	**nichtessenziell (entbehrlich)**
Methionin	Cystein	Alanin
Valin	Histidin	Asparagin
Leucin	Taurin*	Asparaginsäure
Isoleucin	Tyrosin	Glutamin
Lysin	Prolin	Glutaminsäure
Phenylalanin		Glycin
Threonin		
Tryptophan		
Arginin	*Taurin ist eine sogenannte Aminosulfonsäure	

Aufgrund ihres Zwittercharakters sind die Aminosäuren eine Art Schalter und können Informationen speichern. Das war bereits der Fall, bevor das Leben den genetischen Code entwickelt hatte und noch bevor dies der Fall war, kombinierten die Aminosäuren aufgrund ihrer elektrischen Bindungsfähigkeit ihre Negativität an einer bestimmten Molekülstelle mit positiv geladenen Metallionen und bildeten neue Strukturen.
Bei starker körperlicher und geistiger Beanspruchung – während Krankheiten, nach Verletzungen, im Alter, in der Schwangerschaft, in der Stillzeit, bei Säuglingen, Kindern und Jugendlichen – besteht ein besonders hoher Bedarf an Aminosäuren, der nicht immer von der Nahrung gedeckt wird.[18]
Gewebeaufbau, Zellwachstum und Zellstoffwechsel können nur optimal funktionieren, wenn **alle** lebenswichtigen Aminosäuren zur gleichen Zeit ausreichend vorhanden sind.

Die Funktion vegetativer Nerven ist ohne essenzielle Aminosäuren nicht möglich, ich nenne hier die verzweigtkettigen Aminosäuren *Valin, Leucin* und *Isoleucin.* Aus diesen werden die Neurotransmitter hergestellt. Wenn diese fehlen, kann es zu Unruhe, Zittern, Schlaf- und Konzentrations-Störungen kommen, ganz extrem ist dies bei Menschen mit Störungen der Leberfunktion der Fall.[3,18,19] Bei immunbedingten Erkrankungen und bei hohen sportlichen Leistungen kommt es häufig zu einem Defizit an diesen drei Aminosäuren. Dies kann dann zu neurovegetativen und immunologischen Fehlreaktionen und zur Erschöpfung der Muskulatur führen. Bei autoimmunen Erkrankungen ist der L-Tryptophanspiegel[8,15] häufig erniedrigt, was sich wiederum in extremen Fällen in psychovegetativen Auffälligkeiten oder einer Depression manifestieren kann.
Ein chronischer L-Tryptophan- oder Methioninmangel, insbesondere wenn er trotz Zufuhr dieser Aminosäuren anhält, kann auch ein Zeichen für eine beginnende Krebserkrankung sein. Denn Tumorzellen können Tryptophan verbrauchen, um sich vor dem Zugriff des Immunsystems zu schützen.[22]
Bestätigt sich der Verdacht, sollte man keine Nahrungsergänzungsmittel mit

L-Tryptophan einnehmen. Im Falle solcher Mangel-Zustände, die unsere Analytik erfasst, führen wir die Sicherheits-PCR[4] durch. Weisen wir dabei zelluläre Boten-RNA im Blut nach, empfehlen wir gegebenenfalls auch eine diagnostische Apherese[2,9,21] (was die rechtzeitige Isolierung und molekulare Charakterisierung maligner Zellen aus der Blutbahn erlaubt und die Herstellung einer Tumor-Schutz-Impfung[14] aus den Hitze-Schock-Proteinen dieser Zellen. Dem Ausbruch von Krebs als systemischer Erkrankung, die heute jeden dritten Menschen auf der Erde ereilt, kann somit entgegengewirkt werden.[6,11,17,22,23]

Tryptophan

In Schokolade ist neben L-Tryptophan Theobromin enthalten und eine geballte Ladung an Antioxidantien bestehend aus Flavonoiden. Dies ist der Grund, dass Schokolade einen gewissen Kick gibt, aber auch etwas beruhigt und sofern sie nicht zu viel Fett enthält, vor Herz-Kreislauf-Erkrankungen schützt. Echtes Kakaopulver ist reich an antioxidativen Polyphenolen, vor allen Dingen Flavonoiden. 40 g Schokolade enthalten etwa 150 mg Flavonoide, das ist so viel wie in einem Apfel und deutlich mehr als in einem Glas Rotwein. Je bitterer die Schokolade, desto höher ist der Flavonoidgehalt. Die antioxidative Kapazität der Schokolade übertrifft die des Rotweins, der Erdbeeren, der Zwiebeln und des Tees. Schokolade ist also mehr als nur ein süßer Tröster. L-Tryptophan hilft bei der Stressbewältigung und ist ein- und durchschlaffördernd.

Tryptophan entspannt Ihren Kreislauf und ernährt Ihre Immunzellen. Krebsstammzellen wissen dies und bilden daraufhin ein Enzym, die Indolamindeoxygenase, welches das Tryptophan abbaut. Dies hat zur Folge, dass die natürlichen Killerzellen entkräftet werden und die Tumorstammzellen nicht mehr unter Kontrolle halten können.

Tryptophan Molekülmodell

Neurotransmitter

Die verzweigtkettigen Aminosäuren **Valin, Leucin, Isoleucin** sind die Botenstoffe des Nervensystems. Aus ihnen stellt der Körper in der Leber, im Darm und im Gehirn Neurotransmitter her. Je nach Aufgabe und Zielgebiet können Neurotransmitter aus den Methylgruppen des Methionins sowie aus Phenylalanin und Tryptophan hergestellt werden. Die intrazellulären und extrazellulären Signalketten der Zellen des Nervensystems bedienen sich der Neurotransmitter.

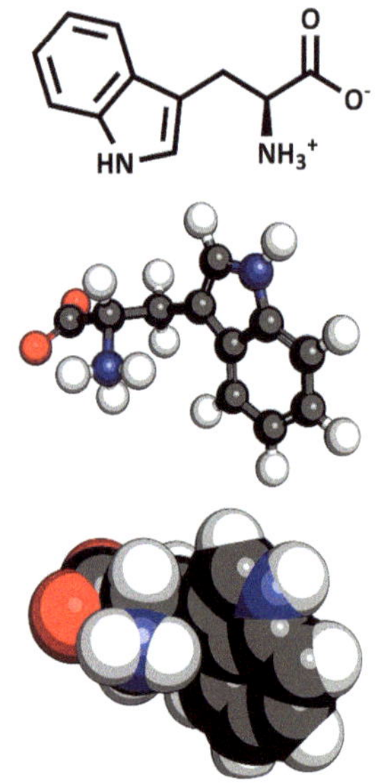

Tryptophan-Molekülmodell

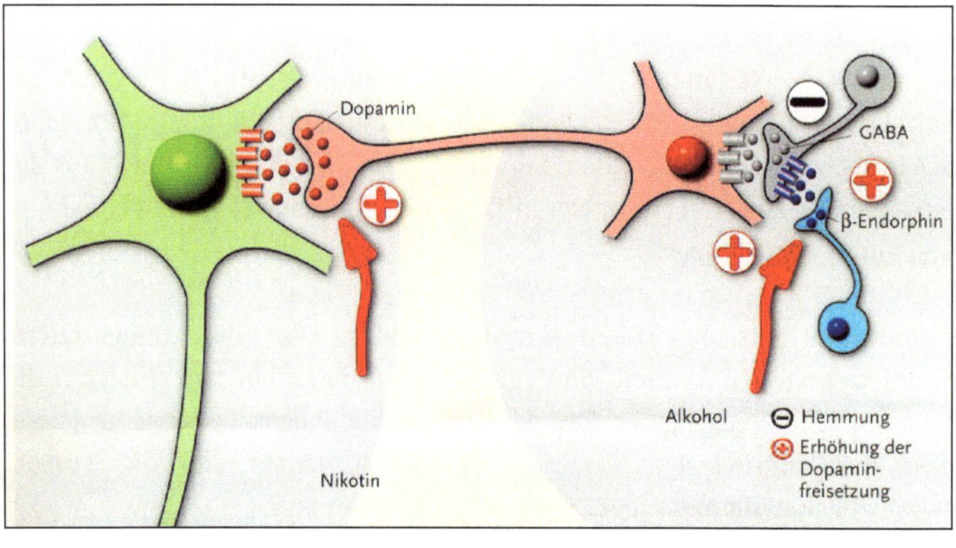

Neurotransmitter

Das Methionin hat außerdem eine Bedeutung bei der Steuerung des Aktivierungsgrads der Gene im Zellkern und ist Rohstoff für die Herstellung des Redox-Katalysators Glutathion. Redox-Katalysatoren fangen die freien Radikale ab. Zusammen mit Folaten und den verzweigtkettigen Aminosäuren stellt Methionin einen Leberschutz dar. Ganz entscheidend zur Balance unserer Nerven ist erstens das vom L-Tryptophan abhängige *serotonerge System* und zweitens das *Phenylalanin abhängige Dopamin bildende System*, der *Glücksgenerator im Mittelhirn*. Dauerhafter Stress stört die Balance dieser Schutzstoffe.

Arginin und das Endothel

Endothelzellen sind spezialisierte, flache Zellen, welche die Innenseite der Blutgefäße auskleiden. Sie bilden ein einschichtiges Plattenepithel, das *Endothel*.

Nachdem das Endothel – die Innenauskleidung des insgesamt ca. 100.000 km langen Röhrensystems des Kreislaufes – jahrzehntelang als passive Grenzstruktur zwischen der Gefäßwand und dem zirkulierenden Blut ein Schattendasein fristete, offenbart es sich nun als höchst stoffwechselaktives gigantisches zelluläres Netzwerk, bestehend aus rund einer Trillion Endothelzellen, die hauptsächlich aus Aminosäuren zahlreiche Substanzen produzieren, die entweder direkt auf die Gefäßwände, beispielsweise auf die den Blutgefäßdurchmesser regulierende Gefäßwandmuskulatur wirken oder in den Kreislauf abgegeben werden.

Entspannung und Erholung, Angriffsfähigkeit wie Konzentrationsfähigkeit werden nicht nur im zentralen Nervensystem und durch Hormone sondern gleichberechtigt auch durch aus Aminosäuren hergestellte und in den Kreislauf freigesetzte Peptidstrukturen reguliert. Das macht verständlich, warum essenzielle Aminosäuren für gestresste Vieldenker so wichtig sind. Die Aminosäuren können zu Eiweißfunktionsträgern, den sogenannten *Pepti-*

den, nicht ohne die Mithilfe des Spurenelementes *Zink* zusammengebaut werden.[24]

Die Aminosäuren Methionin und Arginin sind regelrechte Lymphozyten-Nahrung und schützen das Erbgut der Zellen und die Gefäßwände, das *Endothel*.[13,16]

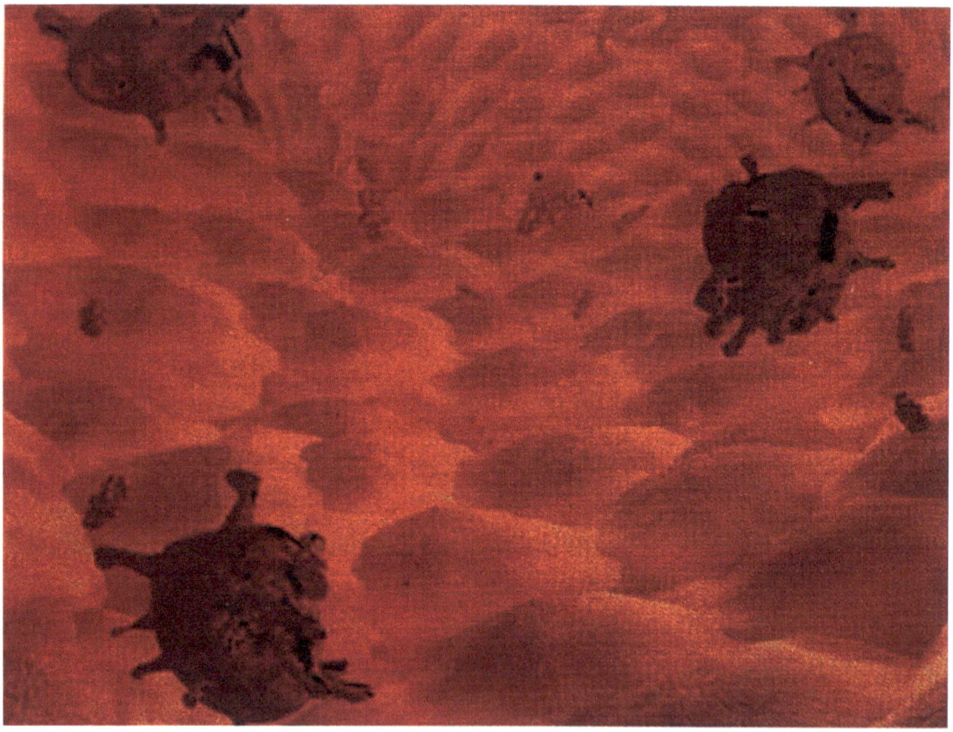

Endothelzellen

Das immunologische Potenzial von Aminosäuren und Spurenelementen

Die Regulation der Abwehrzellen des Immunsystems erfolgt durch die Aminosäure *Arginin*, durch *Methionin*n und das Spurenelement *Zink*. Diese Aminosäuren und Spurenelemente regulieren auch die Zellteilung und die Spezialisierung der Zellen: Am wichtigsten ist die Methylierung der Promotor-Region der Gene über das *Methionin* als Methylgruppenspender, sodann nimmt das Methionin an der Regeneration des Glutathion-Systemes teil. Über das Glutathion-System wird die Aktivität der DNA-Transkriptionsfaktoren, z. B. des NFKB gesteuert. Insofern kann die Bedeutung des Glutathion-Status für die Zelle und den Organismus gar nicht hoch genug eingeschätzt werden.

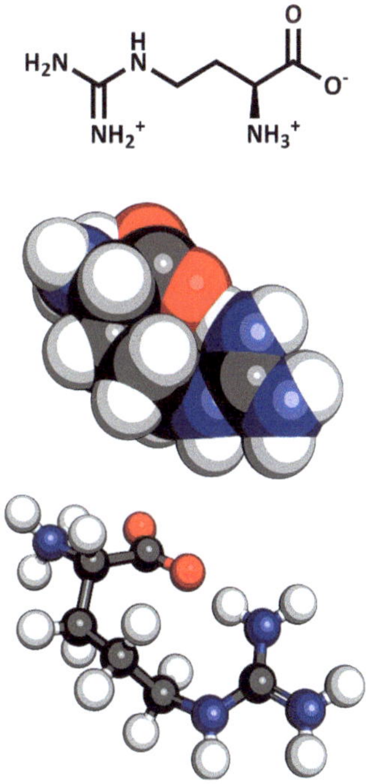

Arginin Molekülmodell

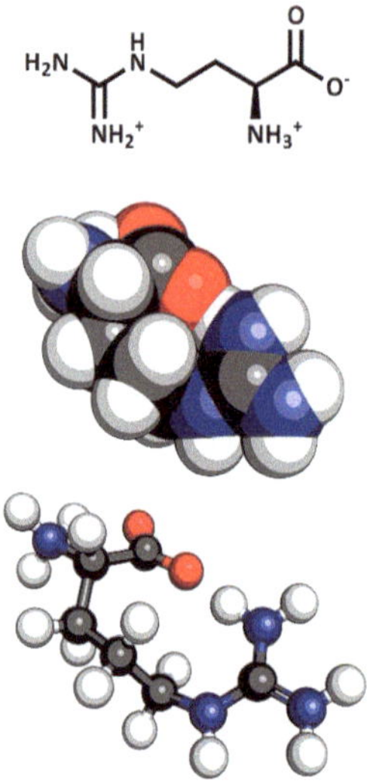

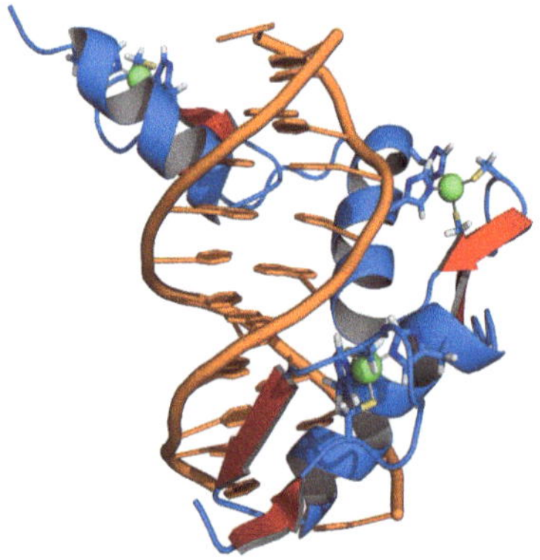

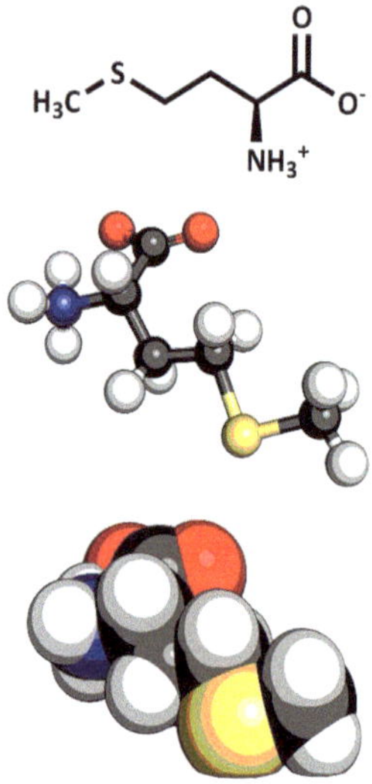

Arginin Molekülmodell **Zink Molekülmodell** **Methionin Molekülmodell**

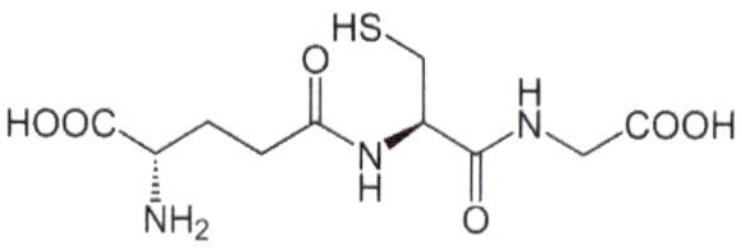

Glutathion Strukturformel

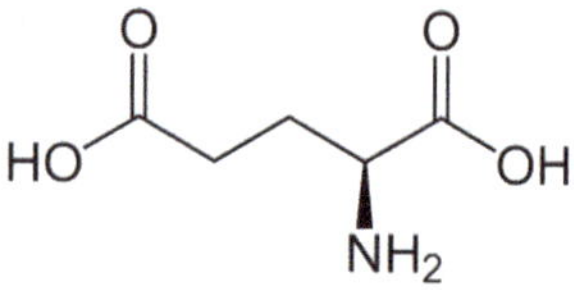

Glutaminsäure Strukturformel

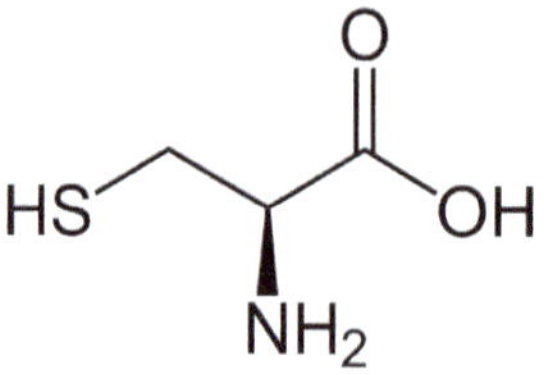

Cystein Strukturformel

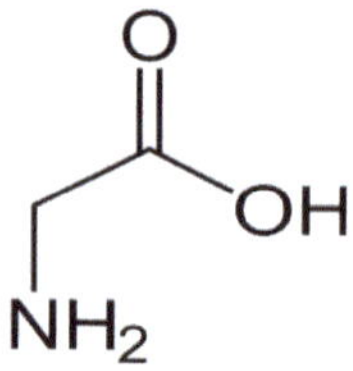

Glycin Strukturformel

Ein ausreichender Glutathionspiegel schützt auch vor vorzeitiger Alterung der Biomoleküle. Molekularbiologisch betrachtet ist Glutathion *Gammaglutamylcystein*. Es ist das Antioxidans des Körpers und ein wichtiger Wasserstoffspender. Es wird RNA-unabhängig aus den nicht essenziellen Aminosäuren *Cystein, Glycin* und *Glutamaninsäure* synthetisiert.
Die Beziehungen zwischen dem Glutathion und Spurenelementen sind vielschichtig: Der Selenspiegel beeinflusst die Synthese des Glutathions. Andererseits ist die Glutathion-Peroxidase ein selenunabhängiges Enzym. Die Regulation des für die Zellteilung wichtigen Phospholipase-Systems erfolgt über das Redoxsystem des Glutathions. In unseren Städten und auch außerhalb dieser ist heutzutage der Ozonspiegel als Ergebnis fotochemischen Smogs in der Mehrzahl der Tage des Jahres zu hoch. Dies kann Atemwegs- und Kreislauferkrankungen sowie Krebs auslösen und verschlimmern, insbesondere in Zusammenhang mit Stickoxiden und Schwefelwasserstoffen sowie Nanopartikeln. In einer Konzentration ab 100 Mikrogramm/cbm muss mit einer Beeinträchtigung der Schleimhäute und Organfunktionen gerechnet werden, und zwar durch ozonbedingte Bildung freier Radikale.
Glutathion hilft das Ozon zu entgiften, die orale Gabe von Acetylcystein bewirkt einen Anstieg des Glutathionspiegels in Plasma, Lungengewebe und Epithel. Durch den Erhalt eines ausreichend hohen Glutathionspiegels wird vermieden, dass oxidativer Stress allzu viele Enzymfunktionen lahmlegt oder sogar die Enzyme tötet.

Heutzutage kommt es aufgrund der Übersäuerung der Böden zu einem Mangel an Zink und Magnesium. Das ist übrigens einer der Hauptgründe für das Baumsterben. Bäume, die man mit Magnesium und Zink düngt, erholen sich wieder.

Taurin

Taurin ist ein Abbauprodukt der schwefelhaltigen Aminosäuren Cystein und Methionin. Etwa ein Drittel dieser Aminosäuren wird zu Taurin umgewandelt. Neben der Entgiftung dient es der Stabilisierung des Flüssigkeitshaushaltes in den Zellen. Taurin ist eine sogenannte *Aminosulfonsäure*, welche in hoher Konzentration in der Zellflüssigkeit vorkommt. Das bewirkt einen Membranschutz. In vegetarischer Ernährung ist Taurin sehr gering enthalten.

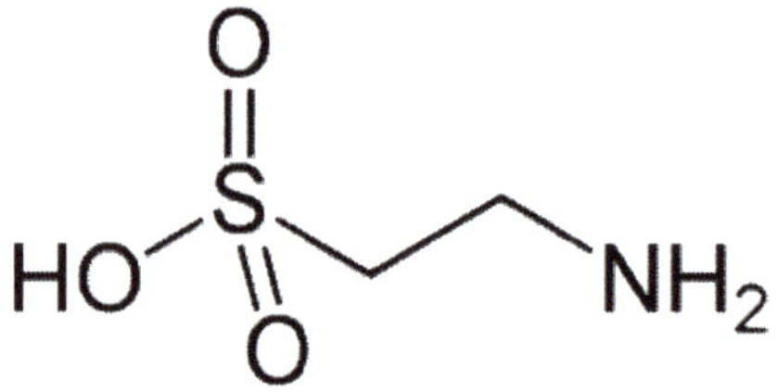

Taurin-Molekülmodell

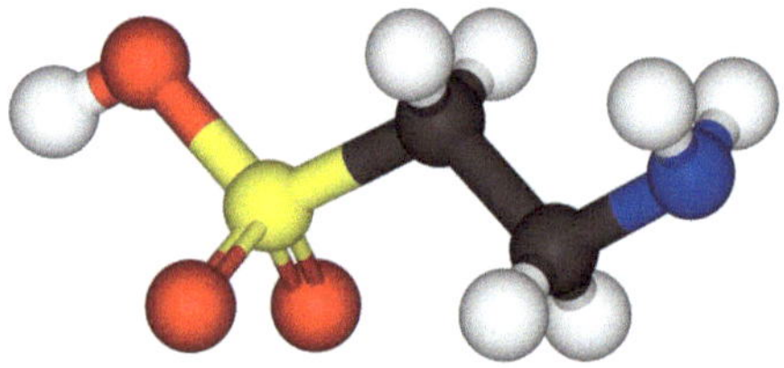

Taurin-Strukturformel

Studien haben gezeigt, dass beispielsweise Katzen im Zustand eines Taurinmangels Kardiomyopathien und später Herzinsuffizienzen entwickeln. Es ist daher sehr wichtig, dass Taurin in der Katzenernährung vorhanden ist.

Im menschlichen Organismus wird das Taurin normalerweise in ausreichender Menge aus Cystein synthetisiert. Für die Synthese wird das Vitamin B6 benötigt. Unter Stressbedingungen reicht diese Quelle nicht immer aus. Darüber hinaus spielt Taurin bei Transportvorgängen in die Zelle hinein eine essenzielle Rolle. Außerdem ist es essenzieller Faktor für die Bildung von *Taurocholat*, einer körpereigenen Substanz, die die Cholesterinsekretion über die Galle erhöht und die Entfettung der Leber verbessert. Taurin ist für den Energiestoffwechsel von Herz, Gehirn und Netzhaut sehr wichtig. Taurin kommt in der Muttermilch vor, Studien sprechen dafür, dass ihm eine wichtige Rolle beim Schutz des Säuglings vor Giften zukommt. Taurin ist zusammen mit Ubichinon ein Stabilisator der mitochondrialen Atmungskette.

Rennradfahrer, die sich in unserer Betreuung befinden, schützen wir mit Taurin vor Kreislaufschäden. Ich warne aber auch hier vor Selbstmedikation – insbesondere im Hochleistungssport gibt es Interaktionen, die durch Selbstmedikation nicht beseitigt werden können.

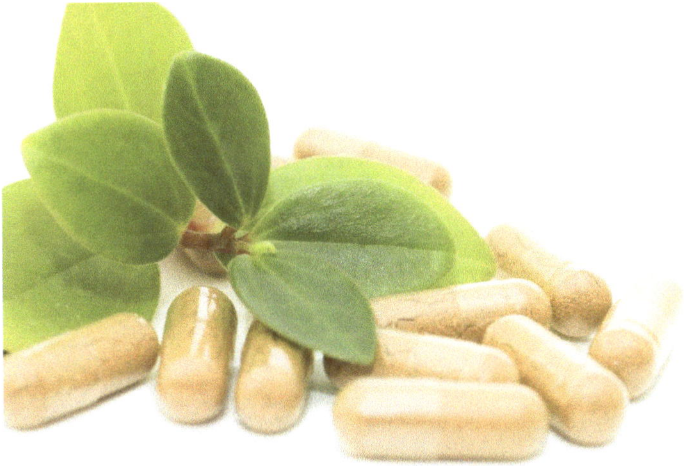

Erst messen, dann essen!

Lysin
Die Aminosäure Lysin wirkt auf den Serotonin-Rezeptor. Dadurch kann sie Ängste reduzieren und die Regeneration der Zellen der Darmschleimhaut verbessern. Bestimmte Diarrhöen werden dadurch beendet. Lysin wirkt auch antientzündlich. Das Akutphaseprotein CRP wird durch Lysin normalisiert.

Aminosäuren nehmen aktiv an der Steuerung der Kommunikation innerhalb zellulärer Signalketten teil: Die Steuerung der Gene und Enzyme erfolgt mithilfe der Aminosäure Lysin, weil die genomische Funktion durch Modifikation von Lysin mittels der Methylgruppe CH3 aus Methionin erfolgt: *Lysin-Methylierung*.

Hinzu kommt *Prolin*. Lysin und Prolin sind Stabilisatoren, Regulatoren und Treibstoff für die Zellen des Bindegewebes: die *Fibroblasten*. Lysin, Methionin und Prolin steuern in kommunikativer Zwiesprache mit dem Spurenelement Zink die epithelialen Zellschichten sowie deren genomische und proteomische Stabilität. Bei Verlust dieser kommt es zur epithelial-mesenchymalen Transition: EMT/MET.

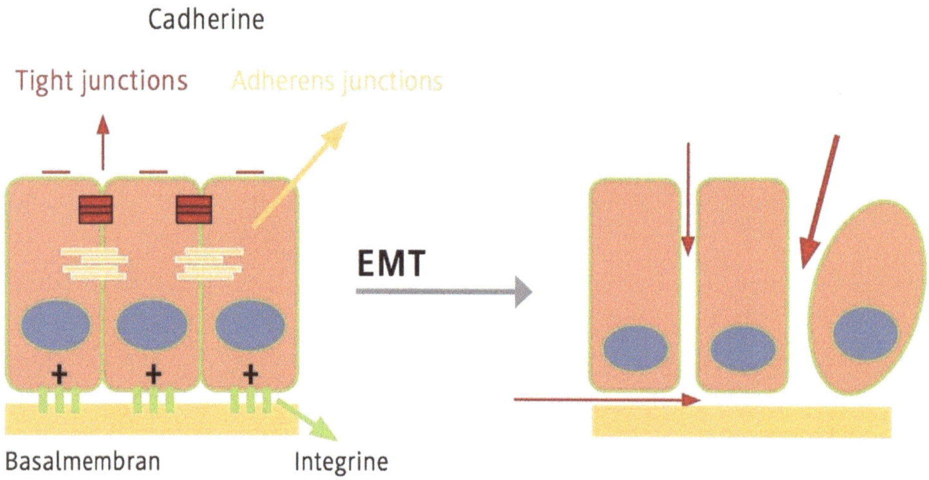

Epitheliale Zellen sind untereinander und mit der Basalmembran fest verbunden, polar ausgerichtet und nicht motil.

Insbesondere die **Epithelial-Mesenchymale Transition (EMT)** bewirkt den Verlust aller Zellverbindungen sowie der Polarität, so dass die Zellen motil werden.

Verzweigtkettige Aminosäuren

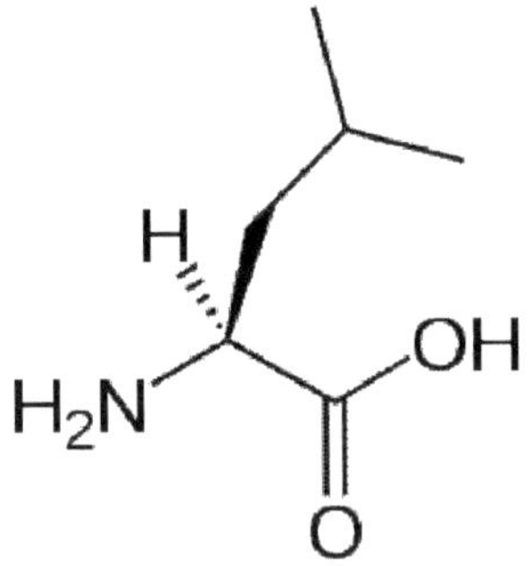

Leucin Strukturformel

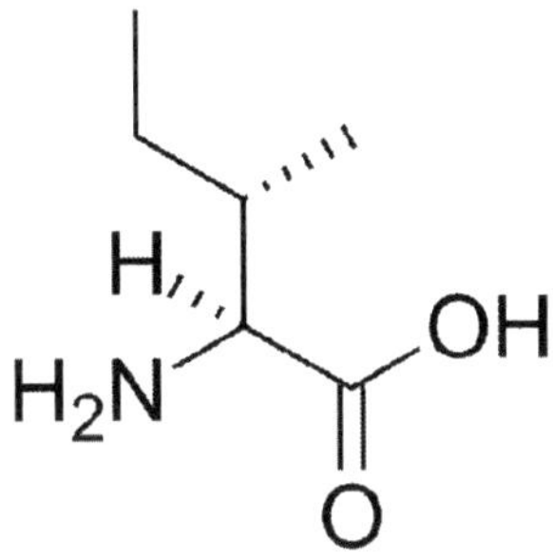

Valin Strukturformel

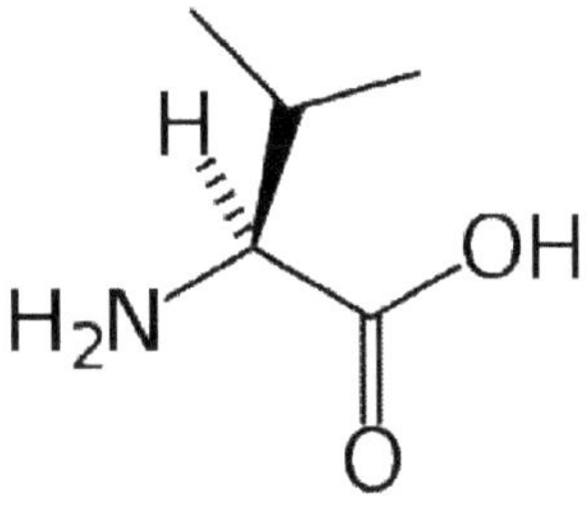

Isoleucin Strukturformel

Der Sportler verbraucht im Muskel sehr viel der verzweigtkettigen Aminosäuren *Valin, Leucin, Isoleucin*. Wenn deren Konzentration in der Blutbahn abnimmt, braucht das Gehirn mehr Serotonin, das aus *Tryptophan* hergestellt wird. Wenn es dann zu Mangelzuständen kommt, wird der Sportler depressiv, leistungsunwillig, vermehrt verletzungsanfällig und kann Immunstörungen entwickeln.

Es gibt also eine kommunikative Verbindung zwischen dem Skelettmuskel, dem Gehirn und den Zellen des Immunsystems. Wenn unter extremer Belastung, z. B. bei der Tour de France oder beim Hochleistungstraining nicht genügend Aminosäuren bereitgestellt werden, dann kommt es aus energetischen Gründen zu einer Art Kannibalismus, d. h. der Körper frisst Struktur- und Funktionsproteine auf, um Energie spendende Aminosäuren bereitzustellen.

Kapitel 3

Mineralstoffe und Spurenelemente

Spurenelemente, auch *Mikroelemente* genannt, sind Vitalstoffe, auf die der Mensch nicht verzichten kann. Wie ihr Name es bereits sagt, kommen Spurenelemente in unserem Körper nur in Spuren vor. Spurenelemente übernehmen in unserem Organismus grundlegende Funktionen, sind also für den Menschen lebensnotwendig. Essenzielle Spurenelemente sind jene, die im Organismus in Massenanteilen von 50 mg/kg vorkommen und müssen über die Nahrung aufgenommen werden. Der menschliche Körper kann sie nicht selbst herstellen. Die Zufuhr ist besonders wichtig in Situationen, in denen unser Bedarf erhöht ist.

Essenzielle	Mögliche Essenzielle	Mengenelemente
Iod	Arsen	Calcium
Mangan	Silizium	Chlor
Kupfer	Bor	Kalium
Selen	Zinn	Magnesium
Zink	Nickel	Phosphor
Molybdän	Lithium	Schwefel
Fluor	Blei	Natrium
Eisen	Vanadium	
Chrom	Rubidium	
	Kobalt	
	Aluminium	

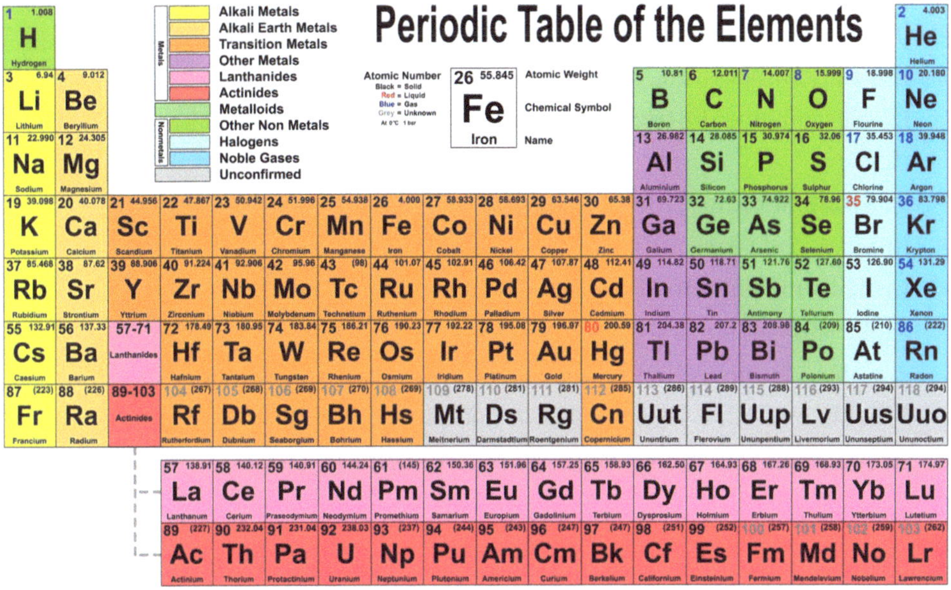

Haben Sie gewusst:

- dass starker Stress sowie zu viel Zucker in der Nahrung dem Körper Magnesium rauben und damit das Risiko eines Herzinfarktes erheblich vergrößern,
- dass Kalium aus Obst und Gemüse einen zu hohen Blutdruck senken kann, weil es Natrium und Wasser aus dem Körper treibt,
- dass Frauen und Männer, die mehr Selen im Körper haben als andere, offensichtlich seltener an Brust- oder Prostatakrebs erkranken,
- dass zu viel Cadmium, Blei oder Mangan bei Kindern zu Lernstörungen, bei Erwachsenen zu Intelligenzdefiziten führen kann und Jugendliche sogar aggressiv werden lassen kann.

Worin stecken die Spurenelemente?

- In Eiern: Schwefel, Kupfer, Eisen, Natrium und Chlor.
- In Käse: Kalzium, Phosphor, Natrium, Schwefel und Chlor.

- In Fleisch: Phosphor, Schwefel, Natrium, Eisen und Kupfer.
- In Fischen: Natrium, Phosphor, Jod, Schwefel und Fluor.
- In Nüssen und Ölfrüchten: Phosphor, Magnesium, Zink, Mangan und Bor.
- In Schalentieren: Chlor, Kobalt und Jod.
- In Salat und Gemüse: Eisen, Molybdän und Mangan.
- In Hülsenfrüchten: Phosphor, Eisen, Magnesium, Schwefel, Nickel, Zink, Molybdän und Bor. – Bor kann das Proteasom der Zelle so steuern, dass Tumorzellen an ihrem eigenen Müll zugrunde gehen.
- Früchte enthalten Eisen, Kalium und Nickel.
- Brot enthält Phosphor, Magnesium, Nickel und Zink.

Zur Bedeutung der Spurenelemente

Natrium ist der wichtigste Bestandteil des Kochsalzes und reguliert den Wasserhaushalt des Körpers. Natrium macht die Gewebe der Organe elastisch und prall und sorgt für den Antrieb der Natrium-Kalium-Pumpe der Zelle. Sein Bedarf liegt bei etwa zwei Gramm täglich. Überschüsse können den Blutdruck erhöhen.

Chlor ist der zweite Hauptbestandteil des Kochsalzes. Es kommt meistens mit dem Natrium zusammen vor und hat ähnliche Aufgaben. Der menschliche Körper benötigt etwa zwei Gramm Chlor pro Tag.

Kalium ist das Leistungsmineral. Es ist der Motor der Natrium-Kalium-Pumpe, ohne den die von Magnesium-Ionen katalysierte Energie-Synthese im ATP-Molekül der Zelle nicht möglich ist. Kalium reguliert darüber hinaus die Elektronik des Herzschlages und die Spannung der Muskeln.

Magnesium ist neben seiner Bedeutung im ATP-System ein Katalysator von über 300 weiteren Enzymen. Es hemmt die Reizbarkeit der Nerven, es ist ein Baustein der Knochen und es werden täglich wenigstens 350 mg benötigt. Es balanciert die Wirkung des Kalziums, bei dessen Mangel Kopfschmerzen, Abgeschlagenheit, Leistungsschwäche, Muskelzuckungen, brüchige Fingernägel, Osteoporose, Rachitis und auch teilweise blaue Flecken der Haut, bedingt durch eine Störung der Blutgerinnung, entstehen.
Ein Magnesiummangel erhöht das Risiko für Gefäßverkalkung und damit für Herzinfarkt und Schlaganfall. Es kann Herz-Rhythmus-Störungen auslösen, Krämpfe der Bronchien bis hin zu Asthma, Nervenzittern – besonders nachts – und vegetative Störungen wie Schlaflosigkeit, Magenkrämpfe, Konzentrationsstörungen, Depressionen etc. Im Übermaß führt es zu Müdigkeit und ebenfalls zu Muskelschwäche.

Kalzium ist für die Knochenbildung nötig. Das ist allgemein bekannt. Weniger bekannt ist, dass dazu auch Phosphor, Magnesium und Aminosäuren zur Gerüstbildung sowie Spurenelemente wie Strontium nötig sind. Kalziummangel ist zumindest mitschuldig am Entstehen von Bluthochdruck.

Kupfer ermöglicht es den Zellen, auf die sich wandelnde Umwelt angemessen zu reagieren. Kupfer wurde so über die Jahrmillionen zu einem Motor des Lebens. Alle bekannten Kupfer-Proteine sind entweder an der Umsetzung des Sauerstoffs beteiligt, oder sie wirken bei der Übertragung von Elektronen bei der Fotosynthese und bei der biologischen Verwertung von Stickstoff mit.
Den lebensfördernden Eigenschaften des Kupfers steht jedoch auch eine hohe Toxizität des freien Kupfers gegenüber, gegen die sich die Zellen wappnen müssen. Weil Kupfer die Entstehung zerstörerischer Sauerstoff-Radikale fördert, wird es von der Zelle in Chaperone verpackt, die wiederum aus Aminosäuren hergestellt werden und somit entschärfen. Kupfer reguliert die Atmungskette und ist Bestandteil der Lysinoxidase, ohne die

aus den Aminosäuren Lysin und Prolin nicht die Kollagenfasern des Bindegewebes, das den ganzen Körper durchzieht und stützt, entstehen können.
Ein Kupfermangel erhöht die Anfälligkeit für Infektionen und kann zu einem Mangel an roten Blutkörperchen führen. Ein Übermaß an Kupfer, beispielsweise durch Verwendung von Kupfer anstelle von Insektiziden beim Hopfenanbau, kann plötzlich starke Schwäche und Müdigkeitsgefühle, Schmerzen im Kopf, in den Muskeln und den Gelenken auslösen.
Ohne Kupfer jedoch kann in der mitochondrialen Atmungskette keine Energie produziert werden, kann die Zelle kein Eisen metabolisieren und keine freien Radikale beseitigen. Krebserregende Einflüsse auf die Mitochondrien stören die Atmungskettenenzyme und die Bindung der Kupferatome in diesen. So kommt es bei Zelldifferenzierungsstörungen zu einer Verschiebung der Relationen von Kupfer zu Eisen und Kupfer zu Zink. Deshalb nennt man diese auch die *anorganischen Tumormarker*[6]. Ohne Kupfer können keine Blutgefäße gebildet, keine Neuropeptide zur Steuerung der Muskelkontraktion synthetisiert und kein Kollagen hergestellt werden, welches essenziell für Haut und Bindegewebe ist.

Eisen ist der Katalysator des Sauerstofftransportes im Hämoglobin und neben Kupfer ein unabdingbarer Bestandteil des Elektronentransportes in den Brennstoffzellen der Mitochondrien. Sein Mangel löst zusammen mit Folsäure und Vitamin C[20] eine Eisenmangel-Anämie aus, weil zu wenig Blutfarbstoff in roten Blutkörperchen gebildet wird. Äußere Anzeichen sind oft Einrisse im Bereich der Mundwinkel, zu denen aber auch der Folsäure-Mangel führen kann, sowie Veränderungen der Zunge, Brennen in den Fingernägeln – besonders gefährdet sind Frauen, wegen der Verluste an Eisen bei den Regelblutungen und während einer Schwangerschaft.

Zink spielt als Katalysator von wenigstens 120 Metallo-Enzymen eine eminent wichtige Rolle im gesamten Stoffwechsel-Geschehen. Im Bereich der Histon-Proteine der DNA stabilisiert es diese, hilft bei der Protein-Bio-

Synthese aus Aminosäuren, bei der Herstellung von Antikörpern und bei der Funktionsfähigkeit des zellulären Immunsystems. Ohne Zink gäbe es keine Neurotransmitter und auch nicht bestimmte Hormone. Darüber hinaus konnte in der letzten Zeit gezeigt werden, dass Zink die Blutviskosität und Leistung positiv beeinflusst. In der Vergangenheit wurden bei verschiedenen Studien erniedrigte Serum-Zinkspiegel bei aktiven Sportlern gefunden. Somit konnte festgestellt werden, dass der Zinkstatus die Blutfließ-Fähigkeit sowie die Leistungsfähigkeit während Belastung beeinflusst. Aus diesem Grunde sollten Sportler, und nicht nur diese, ausreichend mit Zink versorgt werden.
Ohne Zink gäbe es keine Protein-Bio-Synthese, keine Synthese von Immunglobulinen, keine Bereitstellung und Speicherung von Insulin. Diabetiker haben häufiger einen Zinkmangel, ebenso Menschen mit Neurodermitis und mit Psoriasis. Diese verbrauchen für die Synthese neuer Haut mehr Zink als die Nahrung liefern kann.[5]

Selen: Durch einen Mangel an Selen und Zink verschiebt sich die Aktivität der Superoxiddismutase und Glutathionperoxidase in Richtung auf Oxidation und Desintegration strukturell und energetisch relevanter Moleküle, ein Selenmangel fördert die DNA-Hypomethylierung. Daher ist Selen eine wichtige tumorpräventive Substanz. Eine zu hohe Zufuhr an Selen schwächt jedoch die Kampfbereitschaft der natürlichen Killerzellen.

Lithium gehört neben dem Wasserstoff zu den ältesten Elementen des Weltalls. Bereits nach dem sogenannten *Urknall* entstanden Lithium, Wasserstoff und Helium. Viele Regionen der Erde weisen ein Lithiumdefizit auf; in diesen Regionen sind Depressionen und andere, noch unbekannte Störungen häufig. Lithium ist nämlich nicht nur ein neurologisch wichtiges Metall, sondern ein Ionenkanal-Modulator und verhindert die vorzeitige Alterung von Foxo-Proteinen. Somit trägt jede unserer Körperzellen gewissermaßen einen Abdruck der kosmischen Elemente und Energien in sich. Diese Elemente sorgen auch für die Stabilität der Aminosäuren und der Doppelhelix der DNA. Somit gehört Lithium zu den energetischen Stabilisatoren.

Lithium moduliert in subtiler Weise die Wirkung anderer Spurenelemente und stabilisiert dabei die Zellmembran, insbesondere im Bereich des Nervensystems. Wegen seiner hohen Wirksamkeit darf es nur in kontrollierter Dosierung zugeführt werden, sonst erleidet der Mensch kognitive Defizite und Herz-Rhythmus-Störungen.

Aluminium ist ein weiteres bedeutsames Leichtmetall. Ein Aluminiummangel ist nicht bekannt. Im zentralen Nervensystem üben bereits niedrigste Konzentrationen von Aluminium hochtoxische Wirkungen aus. Es interferiert mit der Bildung von Neuro-Proteinen und ein Überschuss dieses Elementes in den Körperflüssigkeiten – ausgelöst durch Umwelt-Bedingungen, Kochgeschirr, Aluminiumfolien, Nahrungsmittel und Feinstäube – kann dazu führen, dass das Protein *Tau* verklumpt und eine Alzheimer-Demenz ausgelöst oder gefördert wird.
Durch Aluminium wird das Glia-Protein GFAP, das ein Marker für neuronale Verletzungen sein kann, im Nervensystem vermehrt freigesetzt. Im Knochen entscheidet vor allem der Ort der Ablagerung des Aluminiums über Art und Ausmaß einer Giftigkeit. Lagert es sich im Bereich der Mineralisationsfront ab, können Knochenschmerzen in Hüfte und Oberschenkel auftreten und auch die sogenannte *Osteomalazie* (Knochenerweichung).
Viele Menschen nehmen bereits über Lebensmittel hohe Mengen an Aluminium auf. Die tolerierbare Aufnahmemenge ist bei einem Teil der Bevölkerung allein durch Lebensmittel erschöpft: bei zusätzlicher langfristiger Anwendung, beispielsweise aluminiumhaltiger Kosmetika, wird dann der Toleranzwert überschritten. Auf intrazellulärer Ebene kann Aluminium, das toxisch in die Zelle eindringt[1], vor allem im Bereich der Membran der Mitochondrien nachgewiesen werden, wo es teilweise Eisen aus seinen funktionellen Bindungen an Enzyme verdrängt. Aluminium ist daher toxisch, ebenso wie Fluorid. Beides ist in bestimmten Zahnpasten enthalten. Ansonsten kann Aluminium über Folien in die Nahrungsmittel geraten, die wir aufnehmen. Wer aluminiumhaltige Deos benutzt, überschreitet schnell den Grenzwert.

In einigen Studien wird ein Zusammenhang zwischen der Aluminiumaufnahme und neurologischen Erkrankungen sowie der Entstehung von Brustkrebs diskutiert. Wissenschaftlich erwiesen ist, dass hohe Aluminiumdosen zu nervenschädigenden Wirkungen bei Menschen und fruchtschädigenden Effekten bei Tieren führen können. Hinweise für einen möglichen Zusammenhang von Aluminium mit Brustkrebs ergeben sich durch Studien an Patientinnen, deren Aluminiumgehalt im Brustdrüsengewebe erhöht war.
Auch Gemüse kann mit dem Leichtmetall Aluminium belastet sein, wenn es dieses über den Ackerboden aufnimmt. Darüber hinaus ist es oft künstlicher Zusatz als Farbstofftrennmittel oder Stabilisator in Kosmetika und Lebensmitteln.
Leider war jahrelang in Bayern auch jede fünfte Brezel stark mit Aluminium belastet, das dürfte sich auch auf anderes Gebäck erstrecken, wenn es statt auf Edelstahlblechen auf Alublechen hergestellt worden ist. Dies leitet über zur Wirkung weiterer toxischer Metalle wie des *Bleis* und des *Cadmiums*.

Blei ist ein Schwermetall. Im Blutkreislauf ist das Blei zu 90 % an die Erythrozyten gebunden, es findet sich aber auch im Serum. Seine toxische Wirkung entfaltet sich an den Erythrozyten, an der glatten Muskulatur und am motorischen Nervensystem.
Es gibt immer noch Länder, wie die USA, in denen das Trinkwasser durch bleihaltige Rohre fließt. Dies führt zu nachweislichen Intelligenzdefiziten und Lernstörungen, insbesondere bei Kindern.

Cadmium ist ein Schwermetall. Die Cadmiumaufnahme erfolgt hauptsächlich mit der Nahrung und über Aerosole, z. B. beim Zigarettenrauchen. Mit der Nahrung, insbesondere mit der Pflanzenkost, werden in Abhängigkeit von der Belastung der Region täglich 20 – 50 Mikrogramm Cadmium aufgenommen.
Die wöchentliche Cadmiumaufnahme, die die WHO noch für vertretbar hält, liegt zwischen 400 und 500 Mikrogramm. Das in den Körper gelan-

gende Cadmium wird vorwiegend in der Leber deponiert, aber auch in der Niere, in der Lunge, in den Hoden, Eierstöcken, Lymphknoten und Muskeln. Cadmium verursacht Nierenfunktionsstörungen und Nierenschäden.

Chrom ist ein Spurenelement, das für den Kohlenhydrat- und Fettstoffwechsel notwendig ist. Bei Diabetikern und Patienten mit Herz-Kreislauf-Erkrankungen werden häufig erniedrigte Chromspiegel im Serum gefunden. Entsprechende Substitution von Chrom geht dann oft mit einer Besserung des klinischen Erscheinungsbildes einher.
Chrom ist ein Aktivator der Wirkung des Insulins. Ein Chrommangel führt daher zu einer gestörten Glukosetoleranz. Ursächlich hierfür kann eine Veränderung des organischen Chromkomplexes sein, des sogenannten *Glukosetoleranzfaktors*, dessen genaue Struktur noch unbekannt ist. Man nimmt an, dass der Glukosetoleranzfaktor mit dem Insulin an der Zelloberfläche einen Komplex bildet. Bei Vorliegen eines Chrommangels kann die gestörte Glukosetoleranz durch Chrom normalisiert werden. Die Cholesterinkonzentration im Serum oder die Erhöhung des HDL konnte durch Chromverbindungen beispielsweise aus Brauhefe gesenkt werden. Metallisches Chrom ist wegen seiner Unlöslichkeit praktisch ungiftig, auch die dreiwertigen Chromverbindungen zeigen keine toxische Wirkung.

Mangan ist ein essenzieller *Cofaktor* für folgende Enzyme:
- Superoxiddismutase
- Mevalonatkinase
- alkalische Phosphatase der Leber
- Pyruvatcarboxylase
- Glykosyltransferasen

Diese manganhaltigen Metallo-Enzyme beeinflussen Stoffwechselfunktionen: So hat die Pyruvatcarboxylase einen Einfluss auf die Glukosebildung aus Laktat und die Triglyceridsynthese. Die Mevalonatkinase ist ein Schlüsselenzym der Cholesterinsynthese. Die Glykosyltransferasen sind wichtige

Enzyme für die Synthese von Mucopolysacchariden, wie sie im Bindegewebe und im Knorpel benötigt werden. Mangan aktiviert auch die Arginase, also ein Arginin verstoffwechselndes Enzym. Arginin wiederum ist sehr wichtig für die Gesundheit des Endothels.

Mangel an Aminosäuren und Spurenelementen?

Zu einem Mangel kommt es nicht nur, wenn das Angebot an Mineralien und Aminosäuren zu gering ist, wie es durch die weltweite Übersäuerung der landwirtschaftlichen Böden aufgrund des Phänomens des sauren Regens, das sich aufgrund der Verbrennung von Erdölprodukten einstellt, immer häufiger wird. Zu einem Mangel kommt es auch, wenn der Körper aufgrund von fehlenden Begleitstoffen nicht fähig oder bereit ist, die Mineralien aus den Nahrungsmitteln zu verwerten, das gilt z. B. für die Folsäure und die B-Vitamine als Begleitstoff.
Der saure Regen verändert den Säurebasenhaushalt im Boden, lässt diesen an Magnesium und Zink verarmen, indem diese Stoffe ausgewaschen werden und aus ihren Bindungen in den oberen Bodenschichten in tiefere Schichten des Bodens absacken, sodass sie von der Wurzelmatrix der Pflanzen nicht mehr erreicht werden können.

Unsere Atmosphäre wird derzeit hinsichtlich ihrer thermischen Belastbarkeit einem Test mit ungewissem Ausgang unterzogen, zeitgleich ist sie zur Müll-Deponie für Mega-Tonnen von Gasen geworden, die mit dem Leben oder seiner Balance nicht vereinbar sind. Es vollzieht sich vor unseren Augen ein ungeheures Artensterben und eine Verschiebung der Stoff-Kreisläufe in den Böden, im Wasser und in der Luft.
Die unkontrollierte Freisetzung von Kohlendioxid und Schwefeldioxid führt zu sauren Niederschlägen. Über Norwegen beispielsweise gehen nach einer

Statistik des Umweltbundesamtes aus Berlin jährlich rund 56.000 t Schwefel nieder, sechsmal so viel wie in diesem Land erzeugt wird. Es sind diese Säuren, die hauptsächlich für die Schädigung der Wälder verantwortlich sind – schon der griechische Philosoph Strabo wusste, dass Schwefel und Ruß den Wald töten.
Der saure Regen mobilisiert die giftigen Schwermetalle im Boden, die wir dann mit der Nahrung wieder aufnehmen. Man schätzt, dass deswegen rund 15 % der landwirtschaftlichen Flächen wegen der darin freigesetzten toxischen Spurenelemente ohne gesundheitliche Gefahren gar nicht mehr genutzt werden dürften.
Es könnte sich viel ändern, denn es ist heute möglich, Kohlegase zu erzeugen und dieses Gas so zu verwerten, dass das Kohlendioxid zurückgehalten wird, ebenso wie der Schwefelwasserstoff. Ja, es könnte daraus sogar Wasserstoff abgespalten und in Brennstoffzellen eingeschleust werden.

In unserer Nahrung stellen Flavonoide und das Glutathion gewisse Schutz-Funktionen gegenüber diesen toxischen Spurenelementen dar. Unter den Aminosäuren, die wir zu uns nehmen sollten, helfen Taurin, Cystein und Methionin bei der Entgiftung. In Grenzen schützt Glutathion auch vor den schädigenden Auswirkungen der Ozon-Radikale: Wird es durch Schwermetalle geschädigt, kann es seine schützenden Aufgaben jedoch nicht mehr wahrnehmen.[10,12]
Es ist eine wissenschaftliche Tatsache, dass Ozon und die Stickstoffdioxide aufgrund der erhöhten Verkehrsbelastung aggressive Nitrat-Radikale bilden, die zu einer Nitrierung der Aminosäure Tyrosin in den Tyrosinase-Enzymen unserer Zellen führen. Die Tyrosinasen bilden jedoch essenzielle Signalketten für die Regulierung der Zelldifferenzierung und die Abwehr von Allergien.

Nahrung muss also einen ausgewogenen Mix an Vitaminen, Spurenelementen und Aminosäuren enthalten, um eine ausreichende Versorgung zu gewährleisten.

Kapitel 4

Zusammenfassung

Wir haben uns auf die Analytik der lebenswichtigen (essenziellen) Aminosäuren und Spurenelemente spezialisiert. Das sind jene, die sich der Mensch nicht selbst herstellen kann, die aber in seinem Stoffwechsel für strukturelle Aufgaben (Gewebeaufbau) und für regulierende Aufgaben (Neurotransmitter) benötigt werden.
So kann aus der Aminosäure Methionin *Cystein* hergestellt werden. Cystein ist der wichtigste Rohstoff für Gamma-Glutamyl-Cystein (Glutathion), dem wichtigsten Redox-Katalysator des menschlichen Körpers. Ohne Glutathion gibt es kein Überleben der Zelle. Die Zelle würde im Feuerwerk der freien Radikale verbrennen.

Makrophagen, d. h. immunkompetente Zellen könnten ohne Methionin und Glutathion eingedrungene Feinde oder entstandene Krebszellen nicht angreifen. Jeder Krebskranke kann einen Methioninmangel aufweisen, an dem man den Krebs oft zusammen mit einem Defizitärwerden der anderen essenziellen Aminosäuren frühzeitig diagnostizieren kann. Die HPLC-Analytik der essenziellen Aminosäuren, insbesondere unter Einbeziehung des Methionins kann also zur Entdeckung einer beginnenden Krebserkrankung beitragen.
Bei psychomentalem Stress und bei sportlicher Höchstleistung, ebenso wie bei einigen Diäten sinken die Methionin-, Cystein- und Glutathionspiegel stark ab.
Zur Herstellung von Glutathion aus Methionin und Cystein benötigt der Körper Magnesium. Deswegen ist es wenig sinnvoll, wie häufig üblich, lediglich die Spurenelemente oder lediglich die Aminosäuren zu messen. Man sollte beide kennen.

Methionin sorgt auch für die Stabilisierung der DNA, je nach Funktionsgrad besitzen die Chromosomen des menschlichen Körpers ein bestimmtes Methylierungsmuster. Deshalb ist beim Krebskranken auch der Methioninstoffwechsel gestört. Es kommt in der besonders aktiven Krebszelle zu einer Hypermethylierung.

Die Einnahme von Hormonen, auch von antikonzeptiven Hormonen, kostet sehr viel Methionin- und Taurinreserven. Das ist besonders für Frauen, die sich vegetarisch ernähren, bedeutsam. Fehlt es gleichzeitig an Lysin, so kann dies Menstruationsstörungen auslösen.
Lysin benötigt der Körper zusammen mit Methionin, um Carnitin herzustellen. Die Applikation von Lysin ist auch hilfreich bei der Bekämpfung von viralen Erkrankungen. Lysin muss aber immer zusammen im Konzert mit den verzweigtkettigen Aminosäuren *Valin, Leucin, Isoleucin* gesehen werden, die bei hormonellen Störungen, Stress sowie der Einnahme antikonzeptiver oder klimakterischer Hormone häufig defizitär sind, aus denen der Körper sich aber wichtige Neurotransmitter für das Nervensystem herstellt, die auch im Bereich des Immunsystems eine Rolle spielen.

Verzweigtkettige Aminosäuren werden u.a. benötigt, um Muskeln aufzubauen. Aus Aminosäuren bestehen auch die Transkriptionsfaktoren der Gene. Zu diesen gehören beispielsweise die *Foxo-Proteine*. Die Foxo-Proteine sind Transkriptionsfaktoren, die die Aktivität von 90 Genen kontrollieren. Sie sind zuständig für die Vermeidung einer vorzeitigen Alterung, für die Langlebigkeit, die Abwesenheit von Krebs. Die Foxo-Proteine kooperieren dabei mit Lithium-Ionen. Lithium-Ionen sind nicht nur antidepressiv wirksam, sondern unterstützen diese genomischen Regulatoren.

Das Geheimnis der Gene liegt nicht nur in der unterschiedlichen genetischen Information, sondern in deren Regulation: *Genom – Epigenom – Proteom.*

Acetyl- und Methylgruppen aus Aminosäuren (Methionin, Lysin) nehmen an der Regulation des epigenomischen Profils teil. Die Erhaltung einer gesunden Methylierungs- und Acetylierungs-Balance ist daher wichtiger als jede Mutationsanalyse. Erhalten Sie sich die Gesundheit Ihres Genoms. Auf diese Weise entsteht gar nicht erst ein Tumormilieu.

Der Körper enthält eine Vielzahl an Immunzellen, z. B. T-Lymphozyten, natürliche Killerzellen, Makrophagen sowie deren Vorläuferzellen. Deren Aktivitätsstatus hat einen entscheidenden Einfluss auf die Vermeidung einer Tumorentwicklung. T-Lymphozyten und NK-Zellen können Tumor-Stammzellen aktiv eliminieren und so den Körper frei von Krebszellen halten. Dort, wo die epigenomische Kontrolle über die Software des Genoms verloren gegangen ist, können zielgerichtete Medikamente und NK-Zellen die Tumor-Escape-Mechanismen überwinden und Tumor-Stammzellen eliminieren oder zumindest zu einem Waffenstillstand zwischen Immunzellen und unerwünschten Tumor-Stammzellen führen, um ein Fortschreiten der Krankheit zu vermeiden. Einzelne Stoffe hoch zu dosieren, macht aus ihnen toxische gefährliche Substanzen. Richtig dosiert jedoch orchestrieren sie zusammen eine heilende Wirkung.

Es lohnt sich immer, die korrekte Verteilung der Biomoleküle des Lebens in den Körperflüssigkeiten zu kontrollieren und zu kennen. Ohne deren Kenntnis sind der Erhalt und die Wiederherstellung der Gesundheit nicht möglich.

Literatur

1. Aluminium im Alltag: ein gesundheitliches Risiko, Mitteilung vom 4.11.2014 des Bundesinstituts für Risikobewertung, Berlin
2. Ärztezeitung 10.10.1994: Nachweis von p53 m-Antikörpern bereits Monate vor der klinischen Diagnose
3. Branched-chain amino acid-enriched supplements as therapy for liver diseases, Carlton, M Dept. of Gastroenterology and Hepatology, Mayo Clinic, Rochester, Minnesota, 2003
4. Liquid Biopsy = Cellpredikt® + Diagnostische Apherese, Dr.med. U. Kübler, Dr. J. Schnepel, Brain Tumor 2013, Berlin
5. Clinical disorders of zinc deficiency, Prasad AS (ed) Current topics in nutrition and disease, Vol 7, Alan R. Liss, New York, 1982: 89-119
6. Correlation of apoptosis with change of intracellular labile zinc (II), Zalewski PD, Biochem J 1993; 296(part 2):403-408
7. Definition des Geistigen, F. Tretter, NZZ, Forschung und Technik, Internationale Ausgabe, 16. April 2014
8. Depression, Protein erklärt den Serotonin-Mangel, Science 2006; 311: 77-80
9. Diagnostische Apherese, in vitro diagnosis of glioma. Europäisches Patent EP1486787B1
10. Die Bedeutung des Glutathionstatus für die Medizin, Haisch G, Notabene Medici 10, 9 (1980)
11. DNA Methylation in Serum of Cancer Patients, An Independent Prognostic Marker, Cancer Research 63, 7641-7645, Nov. 5, 2003
12. Einflüsse von Metall-Ionen auf physiologische Prozesse der Zelle, Inaugural-Disertation, Fachbereich Human-Medizin, vorgelegt von Kerstin Kamysek, Philips-Universität Marburg, 2000
13. Endotheliale Dysfunktion: Besserung durch Arginin MMW, Fortschritte

der Medizin, No. 47, 2005

14. Hitze-Schock-Proteine HSP, Dressel R, Grzeszik C, Kreiss M, Lindemann D, Herrmann T, Walter L, Günther E (2003): Differential effect of acute and permanent heat shock protein (Hsp) 70 overexpression in tumor cells on lysability by cytotoxic T lymphocytes. Cancer Res 63: 8212-8220

15. L-Tryptophan, Physiologische und pharmakologische Eigenschaften, Makant, A, Psycho 23 (1997) 62-69.

16. L-Arginin ist wirksam bei Herzinsuffizienz – Ärztezeitung 17.07.1996

17. Plasma arginin concentrations are reduced in cancer patients, Vissers Y, Am J Clin Nutr 2005 May; 81(5): 1142-6

18. The effects of the formula of amino acids enriched BCAA on nutritional support in traumatic patients, Xin-Ying Wang, World J Gastroenterology 2003; 9(3):599-602

19. Verzweigtkettige Aminosäuren und ihre therapeutische Verwendung– Praxismagazin 1,93

20. Vitamin C attackiert Blutgefäße, New Scientist, Vol. 165, No. 2229(2000), S. 21

21. Volkmann N.: p53-Auto-Antikörper bei malignen Erkrankungen: Bedeutung und klinische Relevanz, Klinisches Labor, 40, 1193, 1994

22. Wissenschaftler entdecken Schlüsselenzym für Krebs, ein in vielen Tumorzellen exprimiertes Schlüsselenzym des Tryptophan-Abbaus schützt Krebszellen vor Angriffen des Immunsystems, Nature Medicine 2004, 9 (10) pp 1269-1274

23. Zelltherapie mit Granulozyten, Lymphozyten und Natürlichen Killerzellen, Schrezenmaier, Hämatotherapie, Ausgabe 6, 2006.

24. Zink: Bedeutung in der täglichen Praxis, 4. Auflage, Innovations-Verlags-Gesellschaft, 2001.

25.

Der Autor

Dr. med. Ulrich Kübler ist niedergelassener und forschender Arzt. Neben seiner Praxisklinik unterhält er die *Labor-Praxisklinik GbR Dr. Kübler & Partner*, die Inhaber der Patente für die Isolierung und molekulare Charakterisierung von Tumor-Stammzellen ist. Dieses Verfahren erlaubt die nicht-invasive Materialgewinnung bei Tumorverdacht oder bestehenden Tumoren, sodass Tumorzellverschleppungen vermieden werden können. Dies ist insbesondere bei Brust- und Prostata-Krebs wichtig. Gegen den Brust-und Prostatakrebs wendet die L*abor-Praxisklinik GbR Dr. Kübler & Partner* neben Immuntherapien seit Neuestem die Kryo- und Lasertherapie an. Damit hat sie Alternativen zur Radikalchirurgie entwickelt, um u. a. die Einschwemmung von Tumor-Stammzellen in den Kreislauf zu vermeiden.